CHAKRAS

Cómo lograr el equilibrio entre cuerpo y alma

Zenn
    Chakras : centros de energía vital . - 1a ed. - Ciudad
Autónoma de Buenos Aires : Dos Editores, 2013.

    1. Terapias Alternativas.
    CDD 615.882

ÍNDICE

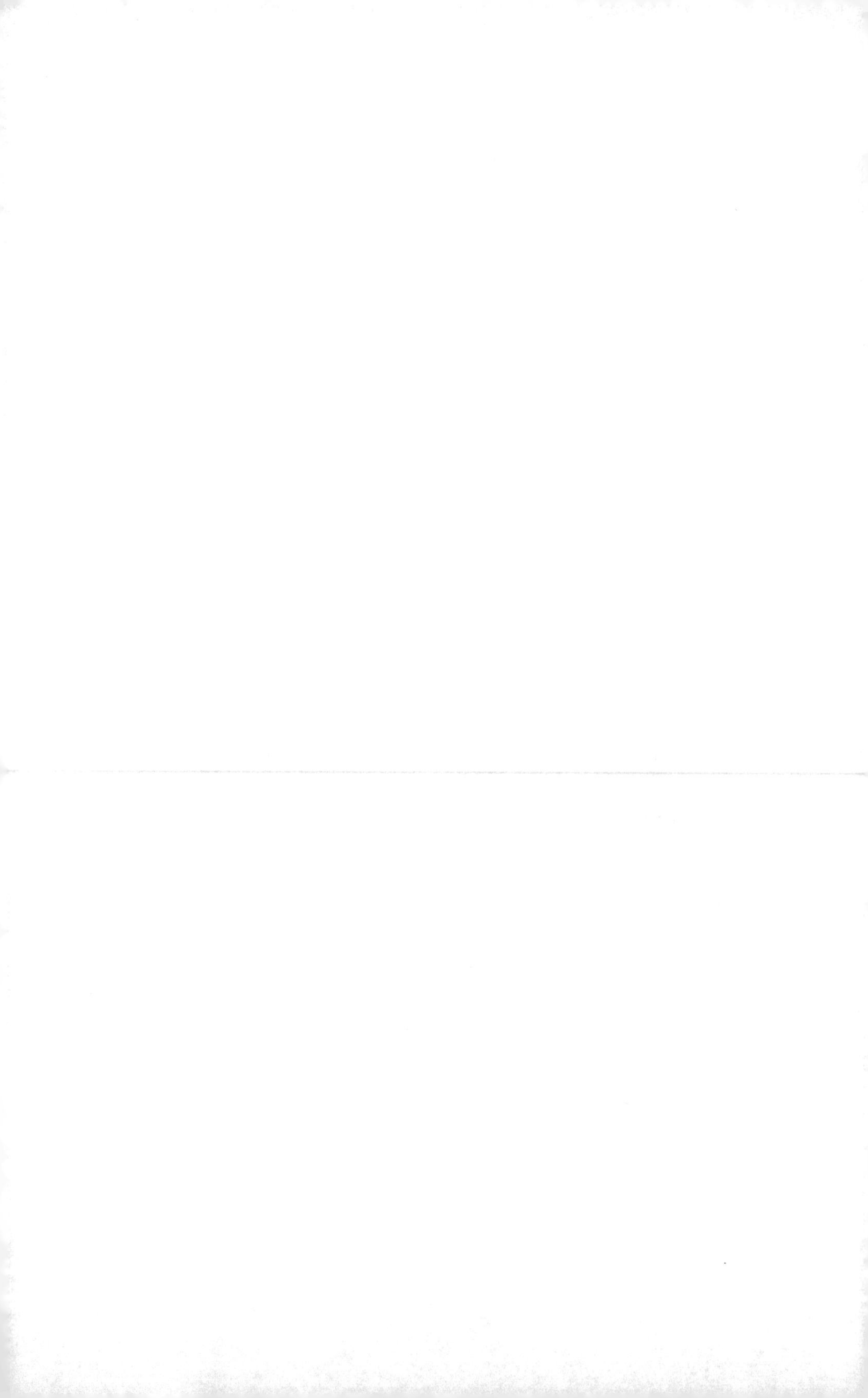

INTRODUCCIÓN

INTRODUCCIÓN

La palabra CHAKRA en sánscrito significa rueda.

Los chakras son ruedas de luz o puntos de energía que giran en frecuencias determinadas, vibran con diferentes colores y están relacionados con aspectos físicos, emocionales, mentales y espirituales.

Estos centros de energía fueron descubiertos por los hindúes hace miles de años. La civilización occidental los conoce con el nombre de plexos.

Los chakras están situados en el cuerpo etérico a lo largo de la columna vertebral.

Su principal función es captar y distribuir, en el cuerpo físico, el prana o energía vital que hay en el ambiente.

Si los chakras están en equilibrio la energía fluye libremente. Si esto no ocurre se bloquean y producen malestar y desequilibrios.

Conociendo los bloqueos podemos trabajar para alinearlos de acuerdo con su vibración original.

LOS CHAKRAS

LOS CHAKRAS

Hay siete chakras principales y varios secundarios que corresponden a los puntos de acupuntura. Cada uno de ellos se asocia con alguna de las glándulas endocrinas dentro del cuerpo físico.

Cada uno de los chakras tiene una parte frontal y una parte posterior, excepto el primero y el séptimo. Todos ellos están unidos por un canal energético que corre a lo largo de toda la espina dorsal.

Los siete chakras principales son:

1 - Chakra base o raíz
2 - Chakra sexual o sacro
3 - Chakra plexo solar
4 - Chakra cardíaco
5 - Chakra laríngeo
6 - Chakra del entrecejo
7 - Chakra de la coronilla

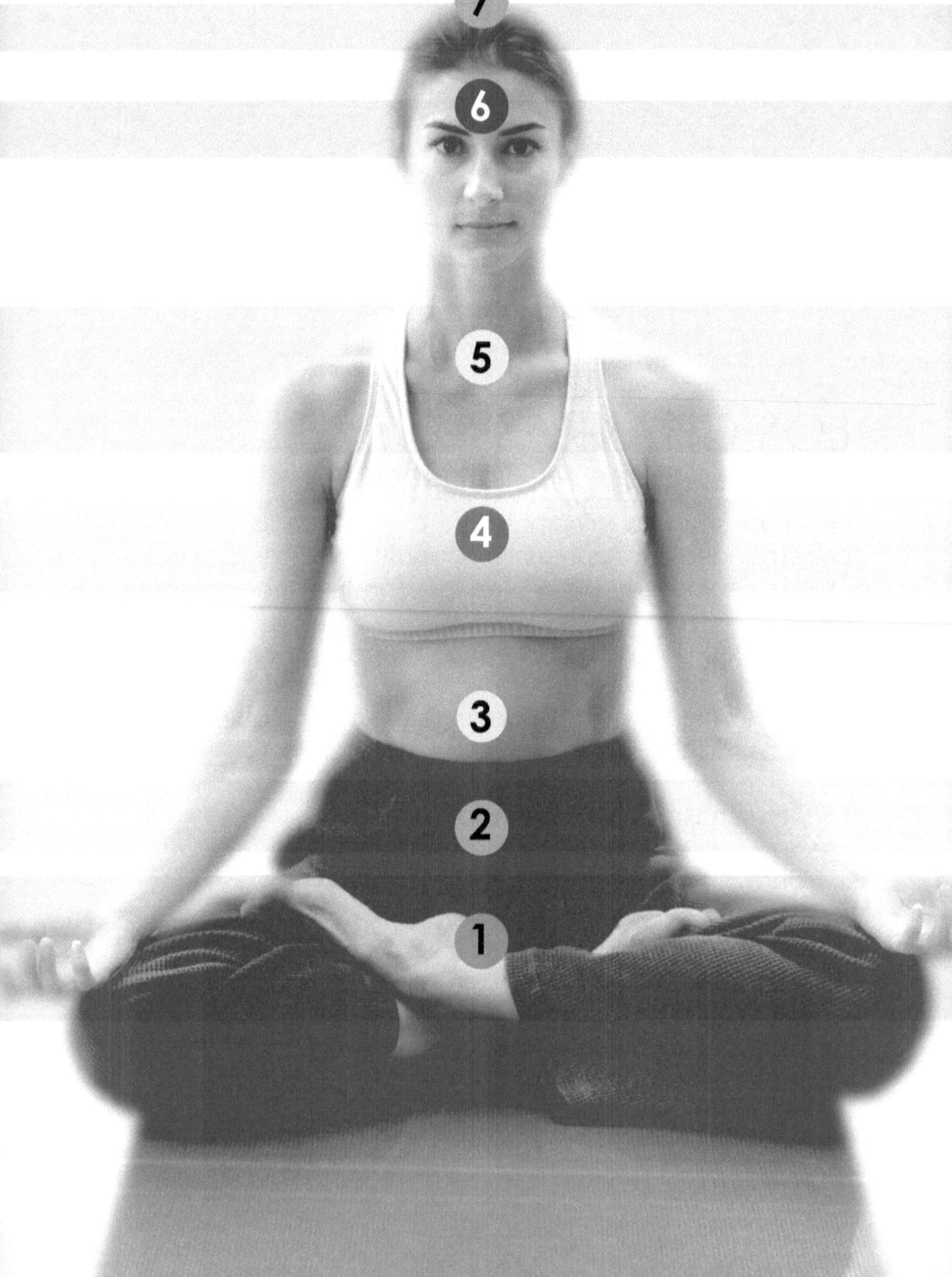

1-CHAKRA BASE O RAÍZ

Ubicación:
Entre el ano y los genitales, debajo del hueso sacro.

Órganos asociados:
Glándulas, órganos y sistemas relacionados: suprarrenales, riñones, columna vertebral, duodeno, intestino grueso y delgado, apéndice, recto y ano.

Gemas:
Turmalina negra, obsidiana, ónice negro, cuarzo ahumado, cuarzo negro, jaspe heliotropo, azabache, coral negro, granate, magnetita, hematites.

Color:
Rojo.

Funciones:
Supervivencia, instinto, seguridad.

Elemento correspondiente:
Tierra.

Contacto con la naturaleza:
El amanecer y el atardecer.

Alimentos:
Muchas proteínas. Carnes, pescados, etc.

¿Qué provoca su desequilibrio?
Desconfianza. Inseguridad. Desarraigo. Timidez. Culpa.

Ejercicios para reactivarlo:
Caminar. Correr.
Actividades aeróbicas.
Saltar, bailar o hacer danzas.

2-CHAKRA SEXUAL

Ubicación:
Junto a la primera vértebra lumbar en la zona genital.

Órganos asociados:
Glándulas, órganos y sistemas relacionados: ovarios, próstata, testículos, pelvis, gónadas, sistema reproductor.

Cristales:
Cornalina, ámbar rojo, coral, ópalo de fuego.

Color:
Naranja.

Funciones:
Creatividad, energía, sexualidad.

Elemento correspondiente:
Agua.

Contacto con la naturaleza:
La luz de la luna.

Alimentos:
Líquidos.

¿Qué provoca su desequilibrio?
Ausencia de deseo sexual. Rechazo a los placeres.
Miedo a disfrutar.

Ejercicios para reactivarlo:
Bailar, nadar, tomar baños prolongados de inmersión.
Mantener relaciones sexuales.
Trabajar sobre las emociones y no reprimirlas.

3-CHAKRA PLEXO SOLAR

Ubicación:
En el área umbilical, entre la octava y la novena vértebras dorsales.

Órganos asociados:
Glándulas, órganos y sistemas relacionados: bazo, hígado, estómago, vesícula biliar, páncreas, sistema nervioso, sistema digestivo y sistema termorregulador.

Cristales:
Citrino, topacio imperial, ágata, ámbar, ojo de tigre.

Color:
Amarillo.

Funciones:
Libertad personal, control mental.

Elemento correspondiente:
Fuego.

Contacto con la naturaleza:
La luz del Sol.

Alimentos:
Hidratos de carbono. Harinas.

¿Qué provoca su desequilibrio?
Úlceras, afecciones digestivas, acidez. Aumento de peso. Sensación de culpa. Individualismo y egoísmo.

Ejercicios para reactivarlo:
Modificar hábitos y rutinas.
Correr, caminar.
Hacer ejercicios tipo sentadillas o movimientos similares al boxeo.

4-CHAKRA CARDÍACO

Ubicación:
En el centro del pecho, octava vértebra cervical, entre la línea que une ambos pezones.

Órganos asociados:
Glándulas, órganos y sistemas relacionados: timo, pulmones, sangre, corazón, costillas, diafragma, cavidad torácica, pleura, sistema circulatorio.

Cristales:
Venturina, peridoto, malaquita, esmeralda, verdelita, rodocrosita, cuarzo rosa, cuarzo verde, kunzita, rubelita, ágata musgosa, jade, jaspe verde, turmalina sandía.

Color:
Verde.

Funciones:
Amor, compasión, sanación.

Elemento correspondiente:
Aire.

Contacto con la naturaleza:
Un parque con plantas y flores.

Alimentos:
Vegetales.

¿Qué provoca su desequilibrio?
Negación e incapacidad para amar. Soledad, aisla-
miento. Problemas respiratorios y cardíacos.

Ejercicios para reactivarlo:
Ejercicios respiratorios.
Realizar tareas de ayuda hacia los demás.
Si estamos peleados o enojados con alguien, pedirle
perdón.

5-CHAKRA LARÍNGEO

Ubicación:
Frente a la laringe, a la altura de la tercera vértebra
cervical.

Órganos asociados:
Glándulas, órganos y sistemas relacionados: tiroides y paratiroides, laringe, faringe, cuerdas vocales, voz, cuello, pulmones, sistema inmunológico.

Cristales:
Ágata de encaje azul, crisocola, turquesa, aguamarina, lapislázuli, sodalita, indicolita, azurita.

Color:
Azul.

Funciones:
Expresión verbal y habla.

Elemento correspondiente:
Éter.

Contacto con la naturaleza:
El mar.

Alimentos:
Frutas.

¿Qué provoca su desequilibrio?
Afecciones en la voz, las cuerdas vocales y la garganta. Problemas en la comunicación y en la manera de expresarse.

Ejercicios para reactivarlo:
Cantar y vocalizar.
Repetir mantras.
Ejercitar el cuello con giros y movimientos circulares.

6-CHAKRA DEL ENTRECEJO

Ubicación:
Centro de la frente, en el punto medio entre los ojos.

Órganos asociados:
Glándulas, órganos y sistemas relacionados: glándula pituitaria, ojos, nervio óptico, sistema nervioso.

Cristales:
Amatista, azurita, zafiro, fluorita, iolita, sugilita, lapislázuli.

Color:
Índigo.

Funciones:
Percepción, intuición.

Elemento correspondiente:
Luz.

Contacto con la naturaleza:
La noche.

Alimentos:
Frutos rojos/azulados como arándanos, moras, frutillas, etc.

¿Qué provoca su desequilibrio?
Dolor de cabeza. Confusión y alucinaciones. Problemas en la visión.

Ejercicios para reactivarlo:
Masajear los párpados, las sienes y alrededor de los ojos.
Meditar.
Pintar mandalas.

7-CHAKRA DE LA CORONILLA

Ubicación:
Parte superior del cráneo, sobre la coronilla.

Órganos asociados:
Glándulas, órganos y sistemas relacionados: glándula pineal, corona, encéfalo.

Cristales:
Selenita o piedra de la luna, cuarzo hialino, ágata blanca, goshenita (berilo hialino), diamante Herkimer, hialita (ópalo incoloro), acrolita (turmalina incolora), amatista, circón.

Color:
Violeta o blanco.

Funciones:
Conexión divina, trascendencia.

Elemento correspondiente:
Espacio.

Contacto con la naturaleza:
La montaña.

Alimentos:
Este chakra se relaciona con la limpieza interior. El ayuno es su vinculación alimentaria.

¿Qué provoca su desequilibrio?
Prepotencia, manipulación y agravios hacia los demás. Materialismo. Falta de concentración y dispersión.

Ejercicios para reactivarlo:
Relajación.
Meditación.
Oración.

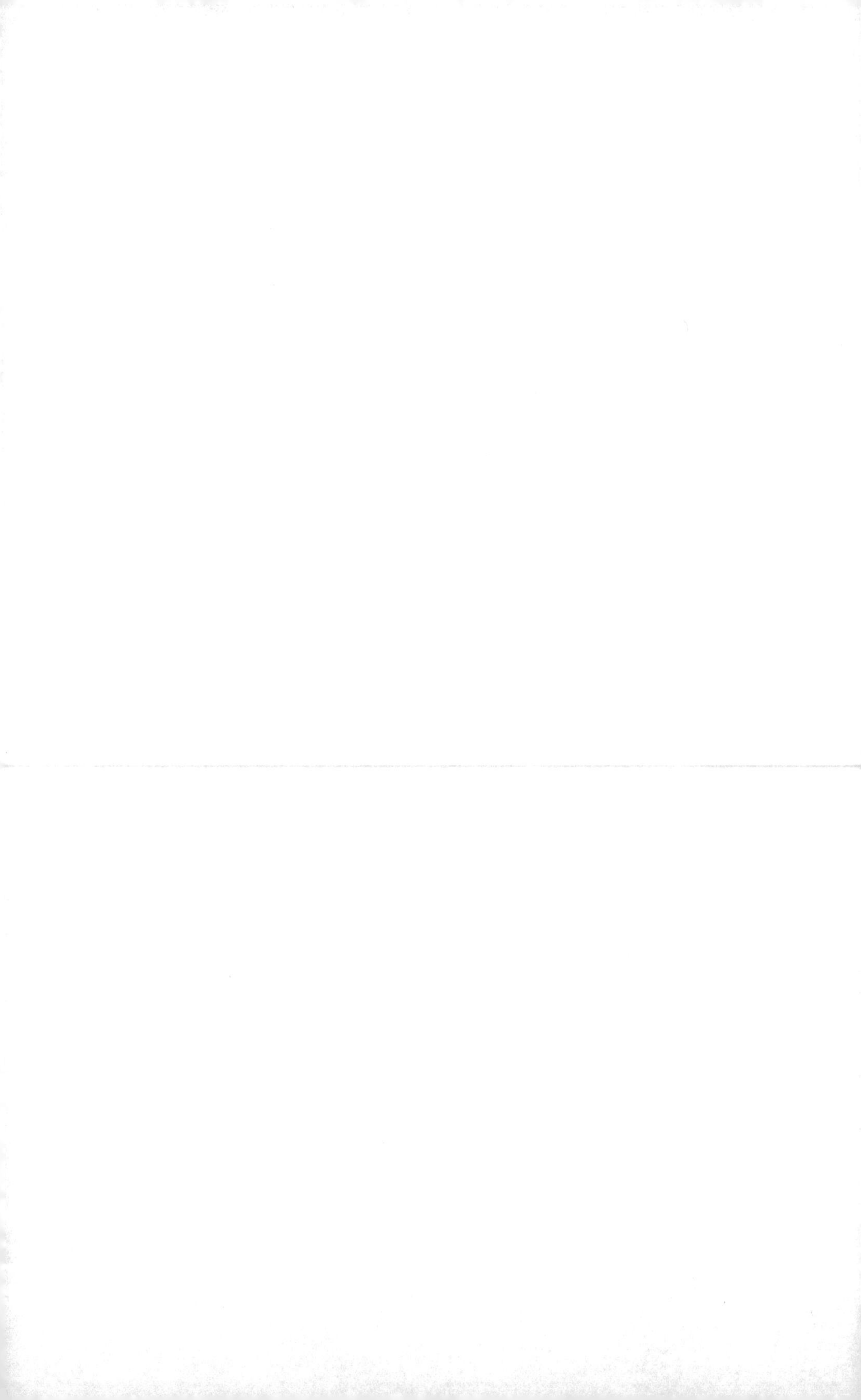

TERAPIAS ALTERNATIVAS QUE AYUDAN A EQUILIBRAR LOS CHAKRAS

TERAPIAS ALTERNATIVAS QUE AYUDAN A EQUILIBRAR LOS CHAKRAS

MEDITACIÓN

La experiencia finita, la cual se mide en términos de pasado, presente y futuro, no puede ser trascendental. Pero el tiempo no existe. Es una invención del aspecto más humano, menos divino, del hombre. Los conceptos de tiempo son ilusorios, ya que no tienen permanencia. El presente, inmensurablemente pequeño y efímero, no puede retenerse. Pasado y futuro no existen en el presente. Vivimos en una ilusión.

El estado meditativo trasciende todas estas limitaciones. En él no hay pasado ni futuro, ni espacio, ni causa. La meditación difiere del sueño profundo ya que genera profundos cambios en la psique. Refrenando y calmando las oscilaciones de la mente, la meditación trae paz mental.

A nivel físico la meditación ayuda a prolongar los procesos anabólicos de crecimiento y reparación, y a reducir los catabólicos o procesos de decaimiento. Normalmente los procesos anabólicos predominan hasta la edad de 18 años. De los 18 a los 35 hay un balance entre ambos, y luego de los 35 los procesos catabólicos predominan. La meditación puede reducir significativamente el descenso catabólico. Esto es por la receptividad innata de las células del cuerpo.

Cada célula de nuestro cuerpo está gobernada por la mente instintiva subconsciente. Todas tienen una conciencia individual y colectiva. Cuando los pensamientos y deseos fluyen en el cuerpo, las células se activan, el cuerpo siempre obedece a la demanda del grupo. Está científicamente probado que los pensamientos positivos traen resultados positivos a las células. Como la meditación trae un estado positivo prolongado a la mente, rejuvenece las células del cuerpo y retarda el decaimiento.

Uno no puede aprender a meditar, no más de lo que uno puede aprender a dormir. Uno falla en ambas situaciones. Pero hay ciertos puntos a tener en cuenta relacionados con las técnicas y los estados de la meditación que contribuyen a reestablecer la energía vital en los chakras:

- Debes establecer un ordenamiento para tus prácticas de meditación. La regularidad en el tiempo, lugar y práctica es muy importante, porque condiciona a la mente para alentar sus actividades minimizando el esfuerzo.

- Las horas más efectivas son al amanecer y al atardecer, cuando la atmósfera se carga con una fuerza espiritual especial. Si no es posible sentarse a meditar a estas horas, elige una hora en la que no estés involucrado con actividades diarias, una hora donde la mente esté apta para serenarse.

• Trata de poseer un cuarto adecuado y separado de otras actividades, que uses de manera específica para la meditación. A medida que se repite la meditación, poderosas vibraciones se asentarán en esa área, una atmósfera de paz y pureza podrá sentirse.

• Selecciona tu orientación. Cuando te sientes, mira hacia el norte o hacia el este para poder tomar ventaja de las vibraciones magnéticas favorables. Siéntate en una postura firme, confortable, las piernas cruzadas, la columna y el cuello erguidos sin tensiones.

• Antes de comenzar, ordena a la mente mantenerse quieta por un período de tiempo determinado. Olvida el pasado, presente y futuro.

• Regula la respiración conscientemente. Comienza con cinco minutos de respiración abdominal profunda para llevar oxígeno al cerebro. Luego enlentece el ritmo hasta hacerlo imperceptible.

• Mantén la respiración rítmica. La regularidad en la respiración regula también el fluir del prana (control rítmico de la respiración), la energía vital.

• Debes permitir que la mente divague al comienzo. Saltará de un lado a otro, pero eventualmente se volverá más concentrada, junto con la concentración de prana.

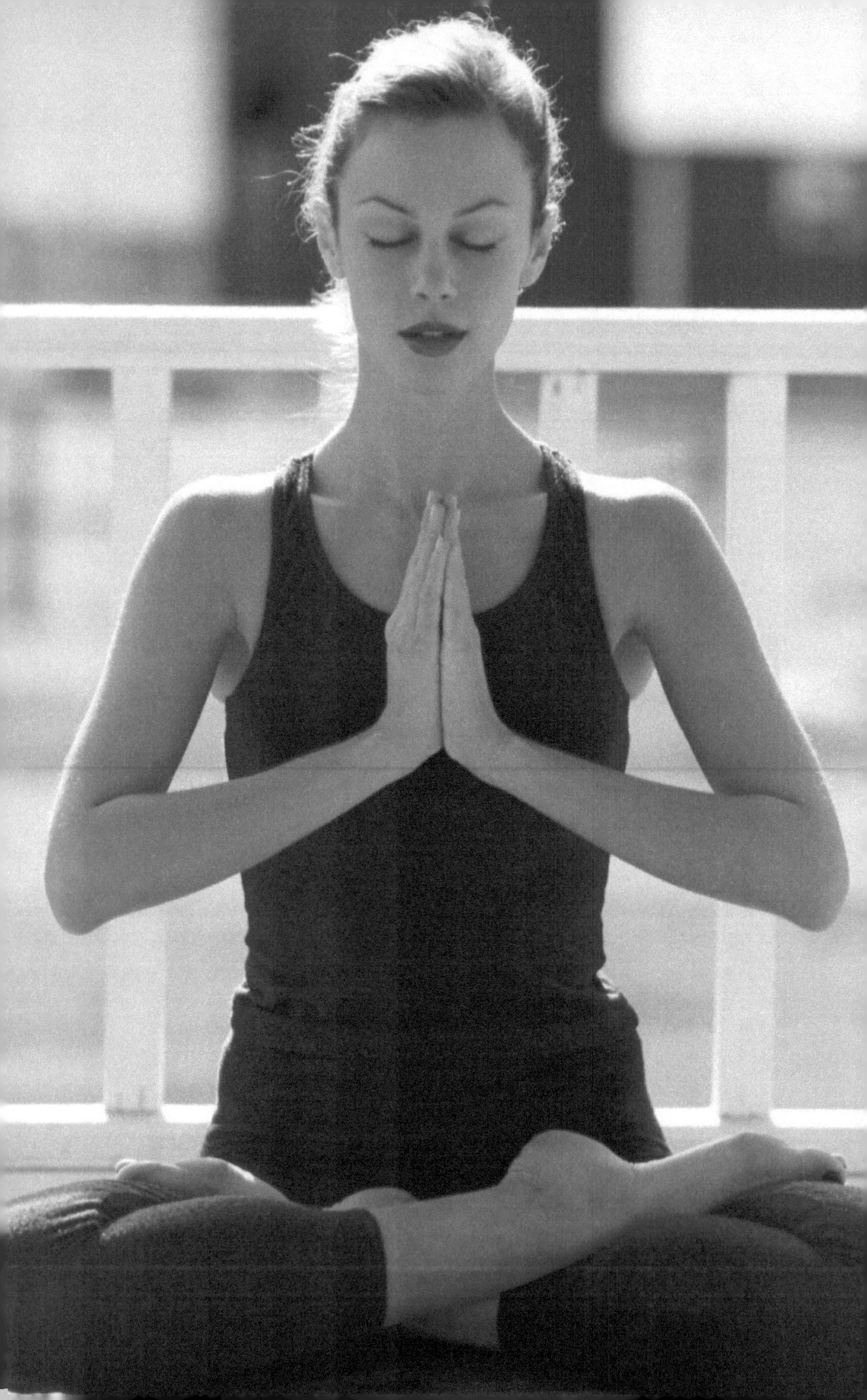

- No intentes forzar a tu mente. No la obligues a mantenerse
apacible, porque eso se trata de un movimiento consciente que la tensionará, y esa tensión se transformará en on-
das cerebrales adicionales que impedirán la meditación.

Elige un punto de concentración en el cual la mente pueda descansar. Para las personas que son de naturaleza
intelectual, será el Chakra del entrecejo. Para las personas más emocionales, se usa el Chakra cardíaco. Una vez
que, con ánimo sereno, has elegido un punto de concentración, no lo cambies nunca.

Concéntrate en un objeto neutral o elevado, manteniendo esa imagen en el punto de concentración.

- Si usas un mantra, repítelo mentalmente, y coordina la
repetición con la respiración. Si no tienes un mantra personal, utiliza "Om". A pesar de que la repetición mental es
más poderosa, el mantra puede repetirse en forma audi-
ble si uno comienza a sentirse soñoliento. Nunca cambies
el mantra. La repetición llevará al pensamiento puro, en
el cual la vibración del sonido se une con la repetición
mental, sin conciencia del significado. La repetición au-
dible progresa y lleva a la repetición mental, de allí a la
repetición telepática, y luego al pensamiento puro.

Con práctica, la dualidad desaparece y se alcanza Samadhi
o estado de super conciencia. No seas impaciente, ya que
esto lleva tiempo. En Samadhi uno descansa en el estado de
dicha, en el cual el conocedor, el conocimiento y lo conocido se vuelven uno. Este es el estado de super conciencia
alcanzado por los místicos de todas las creencias y credos.
Si meditas por media hora, una hora en forma diaria, serás
capaz de enfrentar la vida con paz y fortaleza espiritual.

La meditación es el tónico nervioso y mental más poderoso. La energía divina fluye libremente en el adepto durante la meditación, ejerce una influencia benigna en la mente, los nervios, los órganos sensoriales y el cuerpo. Abre la puerta a un conocimiento intuitivo y reinos de dicha eterna. La mente se vuelve calma y firme, y la posibilidad de regular nuestra energía vital que circula por los chakras estará más cercana.

RESPIRACIÓN

Distintas técnicas de respiración

La correcta respiración es una de las formas alternativas que tenemos para equilibrar nuestros chakras. Respirar bien nos permite vivir mejor, normalizar nuestro organismo, eliminar toxinas, normalizar nuestro peso y regular el funcionamiento de muchos órganos. Hay tres formas de respirar: abdominal, costal y clavicular. La respiración completa y perfecta integra las tres en una única. Empezamos a conocerlas:

Respiración abdominal

La respiración abdominal es la más común.

Inspiración

El diafragma baja cuando entre aire en los pulmones. Lo notamos porque el abdomen se hincha. Haga la prueba inspirando profundamente. Si no nota que el diafragma desciende y se le hincha el abdomen su respiración es deficiente.

Espiración.
En la espiración abdominal el diafragma sube, notará que el estómago desciende.

Practicar la respiración abdominal
Lo mejor para estos ejercicios de respiración es ponerse cómodo tendido de espaldas en la cama o en una manta en el suelo. Relajarse. Con la práctica podrá hacerla en cualquier situación o lugar. Ponga música relajante, cierre los ojos y piense en la naturaleza: el mar, los bosques, los lagos, etcétera.

Paso 1
Concéntrese primero en la espiración: espire a fondo varias veces, trate de quedarse sin aire en los pulmones, expúlselo todo haciendo un gesto de contracción del abdomen. Verá que el aire quiere entrar a los pulmones por sí solo.

Paso 2
Intente que la espiración sea lenta, larga y profunda. También silenciosa (aunque al principio despreocúpese de este importante detalle). Intente concentrar en el movimiento del diafragma. Repita el ejercicio unos 8 minutos.

Paso 3
Tras estos intentos, verá cómo tenderá a inspirar más profundamente y que su abdomen empieza a jugar un papel más activo.

Este tipo de respiración es un magnífico relajante del cuerpo y la mente. Acelera la circulación venosa, produce un masaje continuo a los órganos abdominales y contribuye a dotar a la respiración de amplitud, relajación y ritmo.

Para tener en cuenta

- El diafragma es un músculo situado en la base de la caja torácica, que al expandirse y contraerse, genera un efecto de vacío, empleando la fuerza abdominal para llevar aire a los pulmones.

- Aunque respire con el pecho, si toma más aire cada vez que inhala, notará los efectos de inmediato y respirará con más lentitud. Con el tiempo, puede conseguir estabilizar el pH de la sangre.

- Para saber si nuestra respiración es abdominal, existe una sencilla técnica. La misma consiste en ponerse de pie y colocar una mano sobre el pecho y otra sobre el estómago. Durante un minuto, respire con normalidad. Al inhalar, observe sus manos, ¿cuál de ellas se mueve? Si es la mano que está sobre el estómago, está haciendo una respiración diafragmática o abdominal. Si es la mano que está sobre el pecho, la respiración es pectoral o superficial, que es menos eficaz y no produce los beneficios de una respiración más profunda.

- Después de haber realizado un ejercicio intenso, es normal respirar con el pecho y el torso superior, combinados con el abdomen, para conseguir llenar antes los pulmones de oxígeno. Esto es lógico. Sin embargo, cuando se respira a un ritmo normal lo mejor es una respiración profunda y diafragmática.

• La respiración abdominal consume menos energía que la costal o la clavicular. Cuando respiramos naturalmente, el diafragma se mueve hacia dentro y hacia fuera, dejando más sitio a la caja torácica y a los pulmones para que se expandan. Resulta bastante sencillo entrenarse para emplear el diafragma en la respiración.

La respiración costal

En esta respiración nuestra atención debe centrarse en la región media de los pulmones y muy específicamente en nuestras costillas.

Inspiración
Llenamos la región media inspirando y dilatando nuestro tórax. Si la combinamos con la anterior (respiración abdominal) veremos que la penetración de aire en los pulmones se hace más profunda y completa.

Espiración
Las costillas descienden. Y se debe hacer en sentido inverso. Esto es, si hemos introducido aire en nuestros pulmones, primero abajo en el diafragma y después en el tórax, ahora en la expiración el aire que sale es el de arriba, para expulsar con la ayuda del diafragma los últimos restos.

Practicar la respiración costal
Seguimos cómodos y relajados. La respiración costal la va a practicar sentado. Esto le permitirá vaciar los pulmones y

contraer el abdomen de forma que perciba con claridad cómo respira con el costado. Recuerde mantener contraído el abdomen de forma que el diafragma no se mueva.

Paso 1

Inspire manteniendo contraído el abdomen; verá que el aire entra en la pared media y las costillas se separan. Tendrá que hacer un mayor esfuerzo que con la respiración abdominal.

Paso 2

La espiración debe ser lenta, continua... Haga una treintena de respiraciones (inspiraciones y expiraciones) con la caja torácica. Empezará a ser consciente de que tiene que hacer "un esfuerzo adicional" una vez que inicie la respiración abdominal que ya le hemos explicado.

Practicada conjuntamente con la abdominal contribuirá a crearle una capacidad pulmonar notable y relajante.

Respiración clavicular

En la respiración clavicular nuestra atención debe centrarse en la parte más alta de los pulmones y muy específicamente en nuestras clavículas.

Inspiración

Para inspirar con la parte alta de los pulmones tenemos que levantar nuestras clavículas.

Espiración

Es el primer aire en salir cuando empezamos a liberar los pulmones.

Practicar la respiración clavicular
Para percibir con claridad la respiración clavicular, puede bloquear los músculos abdominales y las costillas oprimiendo con las manos.

Inspiración
El aire que es capaz de absorber es más bien escaso. Es el modo de respirar menos idóneo de los tres mencionados.

Espiración
Si practicáramos solo este tipo de respiración tendríamos una respiración pobre. Observe que solo podemos expulsar el poco aire que con mucho esfuerzo hemos podido introducir en los pulmones.

El predominio o la existencia de solo una respiración clavicular es síntoma de personas con ansiedad, tensiones nerviosas, con inspiraciones y espiraciones cortas que no le permiten acceder a los pulmones la cantidad de aire que observábamos en la respiración abdominal y costal. Algunas mujeres debido al embarazo también mantienen un predominio de este tipo de respiración.

Otras técnicas respiratorias

Muchas de las técnicas para respirar correctamente surgieron en Oriente hace muchos siglos y se han incorporado en distintas terapias o actividades. Estas son algunas de esas técnicas que contribuyen a equilibrar los centros vitales de energía:

Respiración chi

La respiración chi es una técnica empleada en artes marciales. Ayuda a regular y a controlar la respiración para estimular la concentración y reducir el estrés asociado a la actividad física que requieren las artes marciales. Las artes marciales se basan en gran medida en la comunicación con el espíritu y en la búsqueda de la paz. Cada una de las disciplinas de las artes marciales ofrece sus propios ejercicios de respiración y, en muchos casos, estos ejercicios son similares. En cualquier caso, todos ellos se basan en el aumento de la relajación y la concentración.

Nadi Sodhana

Es un ejercicio respiratorio practicado en yoga. Al igual que las artes marciales utilizan la respiración para facilitar la tranquilidad, el yoga requiere respiraciones profundas para desarrollar un estado de serenidad, directamente relacionado con la respiración regular y relajada. El término Nadi Sodhana significa "dulce respiración" o "limpieza de los canales". La idea central es que se inhala por uno de los lados de la nariz y se exhala por el otro, creando un círculo regular y suave.

Su aprendizaje no es complicado, pero dado que seguramente no podrá controlar por qué lado de la nariz respira, se puede hacer un poco de trampa y utilizar los dedos para tapar uno de ellos.

La técnica es la siguiente:

- Coloque el dedo índice en el lado izquierdo de la nariz, hasta cerrarlo.
- Respire despacio y profundamente por el lado derecho.
- Utilice el dedo índice para cerrar el lado derecho de la nariz.
- Suelte el aire despacio por el lado izquierdo.

Una respiración completa

La respiración completa (también llamado método yóguico) es la unión y combinación de las respiraciones abdominal, costal y clavicular.

Integrando las tres podremos lograr lo más parecido a una respiración correcta y saludable. Ejercitarla solo nos demandará tiempo de práctica y mucha voluntad, pero los beneficios serán un organismo más sano.

Una respiración completa la podemos comenzar por una inspiración lenta intentando cubrir sus tres fases:

- Vaciar bien los pulmones con una profunda espiración.
- Llenar los pulmones con el descenso del diafragma (respiración abdominal).
- Dilatar las costillas y que entre todo el aire que pueda (respiración costal).
- Por último levante las clavículas (respiración clavicular).
- Sin hincharse como un globo debe alcanzar una respiración relajada.
- Luego llevamos a cabo una profunda espiración, siendo ese el primer aire en salir.

Consejos

- Tómese algún tiempo ejercitándose en cada una de las tres respiraciones. Tome conciencia del acto que realiza cada vez que respira con el abdomen, caja torácica y clavículas.
- Respire por la nariz e intente hacerlo profundamente.
- Hágalo despacio, relajada y silenciosamente. Ubíquese cómodamente, en un lugar tranquilo. Una vez que haya logrado controlar su respiración en un lugar solitario, le será más facil hacerlo en su trabajo, en la calle o en cualquier momento.
- La espiración debe durar el doble de tiempo que la inspiración.
- Los ejercicios de respiración deben durar al menos 30 minutos diarios.

YOGA

El yoga ayuda a detener y prevenir los síntomas del envejecimiento, tanto mental como físico, al mantener la flexibilidad y el alerta mental entre quienes lo practican. Renueva, vigoriza y sana el cuerpo estirando y tonificando los músculos, articulaciones y la espina dorsal, y dirigiendo la sangre y el oxígeno a los órganos internos (glándulas y nervios incluidos). Genera motricidad sin causar tensión y desequilibrios en el cuerpo.

Una práctica consistente de hatha yoga puede tranquilizar la mente y refrescar el cuerpo, trayendo salud, relajación y felicidad. Todo esto se traduce en la regulación de los chakras.

¿Qué es el yoga?

Actualmente se ha definido el yoga como la ciencia clásica de la India que concierne a la unión entre el individuo, cuya existencia es finita, y lo Divino, que es infinito. Los medios adecuados para obtener esta comunión trascendental se establecen en ocho grados, o niveles, considerados etapas para llegar al conocimiento del alma:

- Yama (son los mandamientos de la moral universal).
- Niyama (autopurificación por la disciplina).
- Asana (refiere a las posturas corporales).
- Pranayama (control rítmico de la respiración).
- Pratyahana (recogimiento y emancipación del espíritu de la dominación de los sentidos y objetos externos).
- Dharana (concentración).
- Dhyana (meditación).
- Samadhi (estado de superconciencia alcanzado mediante una profunda meditación en la que el aspirante individual "Sadhaka" se convierte en uno con el objeto de su meditación, o sea, con Paramatma o Espíritu Universal).

Los 5 principios fundamentales del yoga

Para poder, de alguna manera, simplificar la esencia de los preceptos yóguicos y hacerlos accesibles a la comprensión común occidental, nos referiremos a los 5 principios fundamentales: el ejercicio adecuado, la respiración adecuada, la relajación adecuada, la alimentación adecuada y la meditación adecuada.

1-Ejercicio adecuado (Asanas)

Nuestro cuerpo físico está diseñado para moverse y ejercitarse, como el cuerpo de todos los seres del universo. Si nuestro estilo de vida es sedentario y priva a los músculos y las articulaciones de su movimiento natural, estipulado por la naturaleza, nos transformaremos en un blanco fácil para las enfermedades. Y si nos excedemos con ejercicios violentos para los que no estamos preparados, con una visión del cuerpo humano de sólo lo físico, los desgarros y lesiones aparecerán.

El ejercicio adecuado debe ser agradable para el practicante a la vez que beneficioso para el cuerpo, mente y vida espiritual.

¿A qué llamamos ejercicio apropiado?

Existen numerosos sistemas modernos diseñados para desarrollar la musculatura a través de movimientos y ejercicios. Para esto disponemos de una amplia variedad de deportes, disciplinas y aparatologías. Si lo que queremos es un cuerpo musculoso, eso está bien. Pero el yoga ve al cuerpo como un vehículo para el alma en su viaje hacia la perfección, los ejercicios físicos del yoga no están diseñados sólo para desarrollar el cuerpo; sino que fundamentalmente ayudan a la concentración y la paz interior, que se traduce en salud y bienestar.

Los ejercicios físicos del yoga se llaman Asanas, un término que significa postura. El Asana (o postura) debe mantenerse por cierto tiempo. De todas formas esto ya es parte de una práctica avanzada. Inicialmente, estaremos interesados en incrementar la flexibilidad del cuerpo. Sobre todo nosotros, los occidentales, que intentamos mantenernos jóvenes a toda costa, aunque a costa de prácticas lesivas e intrusivas.

Pero el yoga nos enseña que seremos tan jóvenes como flexibles seamos. Los ejercicios yóguicos enfatizan la salud de la columna vertebral, en su fuerza y flexibilidad. La columna vertebral alberga el sistema nervioso, que es el sistema de señales que posee nuestro cuerpo. Y a su vez, la columna vertebral es el eje que alberga nuestros chakras.

Un columna vertebral flexible orienta eficientemente los nutrientes y oxígeno.

Las Asanas también afectan a los órganos internos y el sistema que regula las glándulas y hormonas.

Tradicionalmente, los yoguis practican el "Saludo al Sol", antes de cada sesión. Aunque existen muchas Asanas, se resumen en 12 posturas básicas:

1   Postura sobre la cabeza (Sirshasana)
2   Postura sobre los hombros (Sarvangasana)
3   Postura del arado (Halasana)
4   Postura del pez (Matsyasana)
5   La Pinza (Paschimothanasana)
6   La Cobra (Bhujangasana)
7   El Saltamontes (Shalabhasana)
8   El Arco (Dhanurasana)
9   La Torsión Espinal (Ardha Matsyendrasana)
10 El Cuervo (Kakasana) o Pavo Real (Mayurasana)
11 La Pinza Vertical (Pada Hasthasana)
12 El Triángulo (Trikonasana)

Debemos añadir que la postura más conocida popularmente, la del Loto, es la que se usa para la meditación.

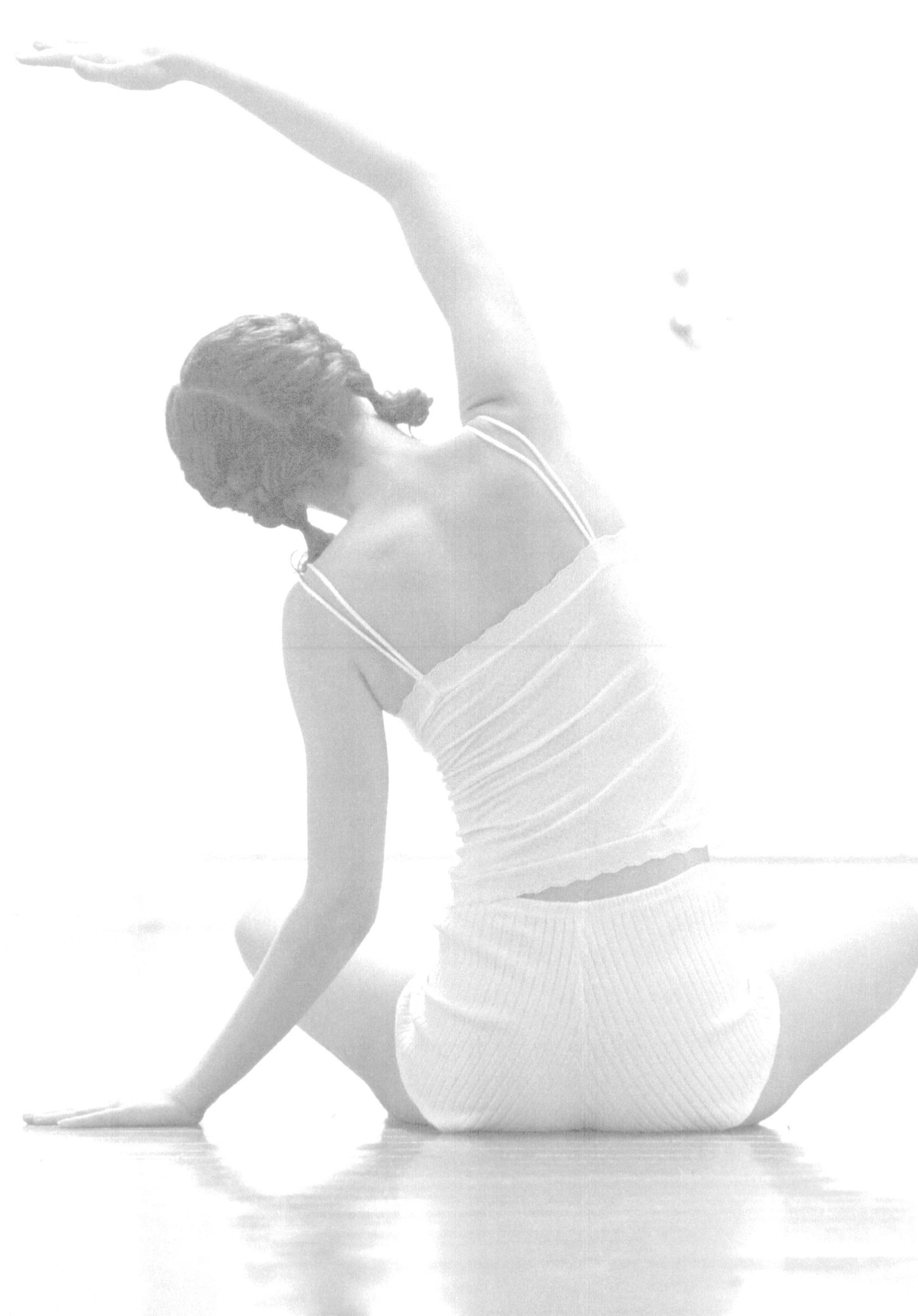

2-Respiración adecuada (Pranayama)

Una de las enseñanzas del yoga es la optimización del uso de toda nuestra capacidad pulmonar, con la consiguiente oxigenación sanguínea y de todo nuestro cuerpo. La respiración adecuada debe ser profunda, lenta y rítmica. Esto aumenta la vitalidad y la claridad mental. Ya hemos visto algo sobre la respiración, pero el yoga ahonda más en este tema.

La mayoría de las personas usamos solamente una fracción de nuestra capacidad pulmonar. Respiramos de modo superficial, apenas expandiendo la caja torácica. Esto nos encorva, nos genera tensión en el cuello y la parte alta de la espalda.

Esto se resuelve con una buena y completa respiración yóguica. Hay tres tipos distintos de respiración para esta terapia:

-La respiración clavicular:
Es la más superficial y la peor. Durante la inhalación los hombros y la clavícula son elevados mientras que el abdomen es contraído. Se realiza un esfuerzo máximo, pero una mínima cantidad de aire es obtenida.

-La respiración torácica:
Es realizada con los músculos intercostales expandiendo el tórax, y constituye el segundo tipo de respiración incompleta.

-La respiración abdominal profunda:
Es la mejor, por cuanto lleva aire a la parte más baja y más amplia de los pulmones. La respiración es lenta y profunda, efectuándose por tanto un uso adecuado del diafragma.

De todos modos, ninguno de estos tipos es completo. Una respiración yóguica completa combina los tres, comenzando con una respiración profunda y continuando la inhalación a través de las zonas intercostal y clavicular.

3-Relajación adecuada (Savasana)

Por medio de una relajación adecuada de todos los músculos el practicante de yoga es capaz de rejuvenecer completamente su sistema nervioso y alcanzar una profunda sensación de paz. Cuando el cuerpo y la mente trabajan constantemente de modo excesivo, la persona se agota, transita por caminos errados y confusos, pierde energía y disminuye su eficacia natural. La vida social moderna, la comida, el trabajo, e incluso las actividades del tiempo libre, que deberían ser para descansar y aflojarse, hacen que la relajación resulte difícil.

Muchos hasta olvidaron que el descanso y la relajación son modos naturales de reponer las energías. El común de la gente gasta mucha energía física y mental incluso al tratar de descansar, debido a la tensión. Gran cantidad de vigor corporal se consume inútilmente.

Y la explicación para este cansancio crónico que muchas veces sentimos los habitantes de las ciudades actuales es que mucha de nuestra energía se usa más para mantener los músculos continuamente listos para el trabajo, que en el trabajo útil realizado.

Con el propósito de regular y equilibrar el trabajo del cuerpo y de la mente, lo mejor es aprender a economizar nuestra energía. Esto puede hacerse aprendiendo a relajarse.

Recordemos que, en el curso de un día, nuestro cuerpo elabora todas las sustancias y energías necesarias para el día siguiente. Pero sucede con frecuencia que todas estas energías pueden ser consumidas en pocos minutos, por malhumor, cólera, ofensas o irritación intensa. El proceso de irrupción y represión de emociones violentas crece con frecuencia hasta convertirse en una conducta habitual. El resultado es desastroso, no sólo para la mente, sino también para el cuerpo. Nos conduce a un círculo vicioso del cual es más difícil cada vez salir.

Durante la relajación completa, no se consume prácticamente energía o "prana", aunque se conserva un poco para mantener el cuerpo en condición normal, mientras que la porción restante se almacena y acumula.

Para poder lograr una relajación perfecta, los yoguis utilizan tres tipos de relajación: física, mental y espiritual.

-Relajación Física

Sabemos que cada acción es consecuencia de un pensamiento. Los pensamientos toman forma en la acción, el cuerpo recoge el pensamiento. Del mismo modo en que la mente puede enviar un mensaje a los músculos, ordenándoles que se contraigan, puede enviarles también otro mensaje, llevando relajación a los músculos cansados. La relajación física comienza por los pies, y se mueve hacia arriba. La autosugestión pasa a través de los músculos, llegando arriba, a ojos y oídos. Después, lentamente, se envían mensajes a los riñones, hígado, y los otros órganos internos. Esta posición de relax se conoce como "Savasana", o la "Postura del Cadáver".

-Relajación mental

Cuando se experimenta tensión mental, es aconsejable respirar lenta y rítmicamente durante algunos minutos. La mente se calmará pronto. Puedes sentir como que estás flotando.

-Relajación espiritual

A pesar de que uno intente relajar la mente, todas las tensiones y preocupaciones no pueden eliminarse por completo, a menos que logres la relajación espiritual. Durante tanto tiempo como una persona se identifica con el cuerpo y la mente, habrá preocupaciones, ansiedades, miedo y cólera. Estas emociones, a su tiempo, crean tensión. A menos que una persona pueda sacarse la idea de cuerpo-mente, y separarse de la conciencia del ego, no hay modo de lograr la relajación completa. El yogui se identifica a sí mismo con el gozoso "Ser" interno que todo lo puede, que es todopoderoso, todo paz, o pura conciencia interior. La fuente de todo poder, conocimiento, paz y fortaleza, está en el "Ser" no en el cuerpo. Nos sintonizamos con ello, firmando la naturaleza verdadera, esto es:"Yo soy la conciencia pura, o 'Ser'". Esta identificación con el Ser completa el proceso de relajación.

4-Dieta adecuada (Vegetariana)

Los alimentos que consumimos no sólo nos proporcionan nutrientes, sino que afectan nuestra vida de manera global. Para una máxima eficiencia cuerpo-mente y una completa conciencia espiritual, el yoga propone una dieta lacto-vegetariana. Esta es una parte integral del estilo de vida yóguico.

La dieta yóguica es vegetariana, consistiendo en alimentos puros, simples y naturales, los cuales se digieren en forma sencilla y promueven la salud. Las comidas simples ayudan a la digestión y asimilación de los nutrientes.

Los requerimientos nutricionales se dividen en cinco categorías: proteínas, carbohidratos, minerales, grasas y vitaminas. Uno debe tener un cierto conocimiento sobre dietética para poder balancear la dieta. Comer alimentos recién cosechados, frescos, provenientes de la naturaleza, que crecen en tierras fértiles (preferentemente orgánicos, libres de químicos y pesticidas), nos ayudan a tener un mejor aporte de estas necesidades nutricionales. El procesar, refinar y cocinar en exceso, destruye la mayor parte del valor de los alimentos.

El sol es la fuente de energía para toda la vida en nuestro planeta, nutre las plantas (el vértice de la cadena alimenticia), las cuales luego son ingeridas por animales (vegetarianos), los cuales son comidos por otros animales (carnívoros). Los vegetales, al nutrirse directamente del sol, tienen las mayores propiedades para promover la vida. El valor alimenticio de la carne como fuente nutritiva se conoce como "de segunda mano", y es inferior en la naturaleza. Todos los alimentos naturales (frutas, vegetales, semillas, frutos secos y granos) tienen, en distintas proporciones, estos nutrientes esenciales. Como fuente de proteína son fácilmente asimilables por el organismo. Sin embargo, los alimentos de "segunda mano" son más difíciles para digerir y son de menor valor para el metabolismo del cuerpo.

Mucha gente se preocupa por si están o no ingiriendo suficiente proteína, pero dejan de lado otros factores. La calidad de la proteína es más importante que la cantidad misma. Los productos lácteos, legumbres, frutos secos y semillas proveen al vegetariano con la ingesta adecuada de proteína.

Una máxima saludable es: "Come para vivir, no vivas para comer". Lo mejor es si entendemos que el propósito de comer es suministrar a nuestro organismo fuerza vital o prana, la energía vital para la vida. Por lo tanto el mejor plan nutricional para un estudiante de yoga es la dieta simple con alimentos naturales y frescos.

Sin embargo, la verdadera dieta yóguica es aún más selectiva que esto. El yogui se preocupa por el efecto sutil que los alimentos tienen sobre su mente y su cuerpo astral.

Por lo tanto evita alimentos que son sobreestimulantes, prefiriendo aquellos que le dejan la mente en calma y el intelecto agudo, atento. Aquel que siga seriamente el camino del yoga evitará la ingesta de carnes, pescado, huevos, cebollas, ajo, café, té (excepto de hierbas), alcohol y drogas.

Cualquier cambio en la dieta debe hacerse en forma gradual. Comienza sustituyendo cada vez más grandes porciones de vegetales, granos, semillas y frutos secos, hasta que finalmente todos los productos cárnicos se hayan eliminado de la dieta.

5-Meditación (Dhyana)

Aquí está el punto más importante de todos, nos convertimos en aquello que pensamos.

Por tanto, debiéramos de tener pensamientos positivos y creativos ya que estos contribuirán a una salud vibrante y una mente pacífica, llena de alegría.

El yoga puede ayudarte a tener una visión positiva, entusiasta y alegre de las cosas. La mente podrá ser traída a un perfecto estado de control por medio de la práctica regular de la meditación.

Cuando la mente está en calma, sin pensamientos ni deseos, puedes ver el "Ser", a esto se le llama "yoga".

Podemos controlar la agitación mental de dos formas: concentrando la mente ya sea externa o internamente.

Internamente, nos enfocamos en el "Ser" o la conciencia del "Yo soy". Externamente nos enfocamos en cualquier otra cosa que no sea "el Ser" o "Yo soy". Cuando nos tomamos un tiempo para concentrarnos en algo que estamos haciendo, en algo que requiere nuestra concentración, los demás pensamientos se ralentan o aquietan. Sentimos que jugamos un buen partido de tenis, por ejemplo, cuando alcanzamos una perfecta concentración. La felicidad que experimentamos aparece no por haber hecho un tanto, sino por haber logrado una concentración perfecta.

En ese momento todas las preocupaciones y problemas del mundo desaparecieron.

La habilidad para concentrarse está en todos, no es extraordinaria ni misteriosa.

La meditación no es algo que un yogui tenga que enseñarnos, ya que todos poseemos la habilidad para silenciar los pensamientos.

La única diferencia entre esto y meditación (en forma positiva), es que aprendemos a concentrar la mente externamente, en objetos.

Cuando la mente está completamente concentrada, el tiempo pasa sin que lo notemos, como si no existiera. Cuando la mente está concentrada, casi podríamos decir que no existe el tiempo.

El tiempo no es más que una modificación de la mente. El tiempo, el espacio, la causalidad y todas las experiencias externas son creaciones mentales.

Toda la felicidad que se logra a través de la mente es temporaria y efímera, está limitada por la naturaleza. Para alcanzar un estado de felicidad duradera y paz absoluta, primero debemos conocer cómo calmar la mente, concentrarnos e ir más allá de la mente. Llevando la concentración mental hacia el interior, hacia el ser, podemos profundizar la experiencia de la concentración perfecta. Este es el estado de meditación.

Distintas clases de yoga

1 **HATHA-YOGA**. Es también llamado "el camino vigoroso". Utiliza el dominio externo e interno del cuerpo como punto de partida y como medio para llegar a la integración. Este es el yoga del bienestar físico. Es el más difundido y sobre el que ahondaremos.

2 **KARMA-YOGA**. Emplea la actividad externa, la vida activa, con renuncia progresiva al objeto de la acción. Es conocido como "iluminación por medio del trabajo o la acción". Trata de reducir nuestras tendencias naturales hacia el deseo, el cual conduce a acciones que oscurecen nuestra verdadera identidad.

3 **BHAKTA-YOGA**. Es el del amor y devoción a Dios y servicio al prójimo. Busca el cultivo de un corazón abierto y crear un camino hacia la iluminación (o superconciencia) a través del amor incondicional y la devoción a lo Divino, que es visualizado o percibido como presente en cada persona y cosa.

4 **RADYA-YOGA**. Utiliza el dominio interno de los mecanismos de la actividad mental.
Llamado el "camino regio", el radya-yoga se presenta normalmente como un método para cultivar el potencial de la mente para la concentración y la medi-

tación, o la trascendencia de la mente a partir de la disciplina física y mental.

5   **GNANA-YOGA**. Emplea el discernimiento y conocimiento abstracto. Este es el camino del discernimiento y la sabiduría, como es enseñado en los Upanishads, los antiguos textos místicos del hinduismo, los cuales tratan de distinguir lo real de lo irreal, o la verdadera felicidad de los placeres pasajeros.

6   **MANTRA-YOGA**. Emplea el manejo de las energías psíquicas y fisiológicas.

7   **TANTRA YOGA**. Representa el camino de la auto-trascendencia a través de los rituales, incluyendo entre ellos la sexualidad sacralizada. Enseña que no hay una separación entre lo Divino y el mundo, sino que lo Divino puede ser encontrado en la existencia ordinaria.

El hatha yoga

Es en nuestra cultura occidental la forma más difundida del yoga. Su nombre está formado por las dos voces sánscritas HA, que significa Sol, y THA, que significa Luna.

Por lo tanto "HATHA" es la conjunción de ambos astros fundamentales para la vida de la Humanidad. El Sol simboliza el principio positivo, activo, masculino de la creación y, por consiguiente, también del hombre; y por Luna, el principio negativo, pasivo, lo femenino.

"HATHA" es así la unión consciente de los principios que constituyen la dualidad básica del hombre: el espíritu y la materia. Pero también lo positivo y lo negativo, lo luminoso y lo claro. El yin y el yang.

El hatha yoga, entonces, podría definirse como la técnica de integración o unificación natural del hombre mediante la progresiva purificación del cuerpo, con el desarrollo de sus potenciales, la perfección de su funcionamiento y la creciente integración de la mente con él.

Es, como decíamos, la clase de yoga más conocida en occidente, por una parte porque es la inicial, por la que podemos comenzar, y, por otra parte, porque al trabajar sobre la armonía corporal, brinda ventajas de inmediato sobre nuestro cuerpo. Estas ventajas son las siguientes:

Salud

Su práctica conduce a un nivel de estado de bienestar físico que está más allá del concepto corriente que se tiene sobre la salud, la cual es ya de por sí un bien excelente y nunca bastante bien ponderado. Y si al iniciar el sadhava o ejercicios, el estado de salud del discípulo o sadhaka es deficiente, la práctica adecuada ante vigilancia competente restablecerá la salud por completo, incluso en la mayoría de los casos en que la terapéutica médica parecía inoperante.

Permite la conexión e integración necesaria entre el cuerpo y la mente, lo que ayuda a disminuir la intensidad de los problemas emocionales, que son el origen de la mayor parte de las dificultades del carácter y de la conducta.

Debido al mayor dominio que ayuda a conseguir sobre el cuerpo, constituye el modo más fácil para pasar gradualmente de los estados de conciencia más elementales a los superiores y más complejos.

Otorga la serenidad y la capacidad de discernimiento ante problemas que de lo contrario generarían estrés y malestares corporales.

Aunque es una etapa del gran proceso del yoga para la comunión con Dios, el hatha yoga se divide también en dos etapas: la primera, preparatoria o purificadora; y la etapa superior, eficiente o integradora.

Los objetivos en la primera etapa se consagran a comprender y asimilar bien los principios en que se basan los ejercicios, así como su técnica de ejecución.

Físico

Se propende a una limpieza interna general y, en especial, del aparato digestivo, sistema nervioso y aparato respiratorio; se activa equilibradamente todo el sistema glandular endócrino; se adquiere la flexibilidad necesaria y resistencia de los músculos y articulaciones, en especial los abdominales y columna vertebral.

Emocional

Se adquieren tranquilidad, serenidad y optimismo; se toma conciencia de los sentimientos, que entonces pueden ser más estables y profundos.

Mental

Se adquiere la posibilidad del descanso mental a voluntad; la posibilidad de mantener la atención clara, despierta, pero sin esfuerzo y poderla aplicar a lo que convenga sin distracción alguna.

Pránico

Purificación de los conductos (nadis) de energía, sutil o prana, para que ésta pueda circular libremente por todo el organismo sutil.

¿Qué necesitamos para comenzar con el hatha yoga?

Sólo es necesario:
* Percibir que la necesidad de cambio en tu vida sea importante para ti.
* Que te comprometas a realizar estas prácticas de manera regular.

Los aspectos materiales a tener en cuenta son fáciles y asequibles.

* Una silla, firme y segura, pero común.
* Un almohadón mullido y cómodo.
* Una alfombra o manta delgada.
* Luz indirecta.
* Un espacio donde puedas disponer de un clima de paz.
* Ropa cómoda, suelta y amplia.
* Un tiempo sin interrupciones, para poder dedicarlo a la salud de tu cuerpo y de tu espíritu.

El fundamento del cuidado yóguico descansa en la práctica y en la experiencia del cuerpo. El cuidado del yoga reduce las interferencias físicas, nos acerca a un estado equilibrado, de paz con nosotros mismos.

Recuerda que las instrucciones que nos da el yoga no son órdenes sino sugerencias. Si en cualquier momento no puedes hacer un ejercicio, no estás bajo la obligación de ir más allá y fuera de tu compás; así evitarás lesiones.

Durante la práctica del yoga no se debe forzar la postura ni la respiración. Si crees que no puedes ejecutar una postura, no lo hagas.

La práctica ideal del yoga se lleva a cabo de manera individual, aunque el grupo sirve de gran ayuda en el proceso del aprendizaje. La hora más apropiada para practicar los ejercicios de yoga es la primera de la mañana, después de la ducha.

Trata de evitar hacer yoga con el estómago lleno. Permite que pase bastante tiempo después de las comidas.

El beneficio apreciable que surge de la práctica del yoga necesita de un largo tiempo, regularidad en la práctica y continuidad. No se promueve la intensidad, el adelanto rápido, sino la progresión regular y continuada.

Al principio no es fácil sujetarse a uno mismo a la disciplina del yoga. Por eso algunas personas se sienten incapaces y se descorazonan. Haz lo que puedas y conténtate con ello.

El yoga enseña a cada practicante a ser su propio profesor a través de una disciplina autoimpuesta.

Es necesario tener una metodología de estudio clara. La herramienta básica del yoga es el trabajo corporal.

Se debe poner atención a la introducción de la práctica. La actividad del yoga debe empezar con un momento de calma y quietud.

El fin de las prácticas es la estabilidad, la salud y la ligereza corporal.

El yoga y los ejercicios deportivos son dos cosas diferentes.

Al principio la fase dinámica de los ejercicios de yoga prevalece sobre la fase estática.

Al principio se hacen las posturas más fáciles y se usan como preparación para otras más difíciles.

Se hacen limpiezas (kriyas) para limpiar el cuerpo. Son necesarias cuando hay cualquier desequilibrio.

Sabremos que nuestra práctica es correcta y está bien hecha, cuando al final tenemos una sensación de frescura y calma.

La relación entre el que enseña y el que aprende debe ser sincera y abierta.

Pregunta todas las dudas que tienes claramente. Sé comunicativo.

Antes, entre y después de la práctica observa tu presión sanguínea, tu pulso, tu respiración; observa cómo sientes tu cuerpo.

La práctica debe ser regular (diaria, con descansos entre medio) y sin cometer excesos.

No es aconsejable exagerar la práctica en duración ni en frecuencia. Aunque es cierto que cuanto más yoga se practique uno está más sano, también es verdad que hay personas que han arruinado su salud por llevar a cabo prácticas de manera incorrecta. No busques soluciones mágicas.

El yoga no es algo milagroso, sino una disciplina científica.

¿Es el yoga una filosofía o una terapia? El yoga es algo más que una terapia; pero si decimos que el yoga es una filosofía (porque en él se incluye el aspecto intuitivo del ser humano), entonces ésta es una filosofía práctica.

El proceso de cambio sugerido por la metodología del yoga es gradual y se basa en la educación y el cuidado de uno mismo, en un aprendizaje que toma en cuenta la experiencia propia y el mantenimiento regular de tu práctica.

Tradicionalmente se ha considerado que el estudio teórico del yoga separado de la práctica tiene una utilidad muy pequeña. Necesitamos control físico para adaptarnos mejor, aprender a respirar y controlar las reacciones exageradas. Estas técnicas tomadas de la tradición del yoga clásico integran todos estos aspectos en una disciplina, como una práctica o rutina de todos los días basada en la fisiología humana.

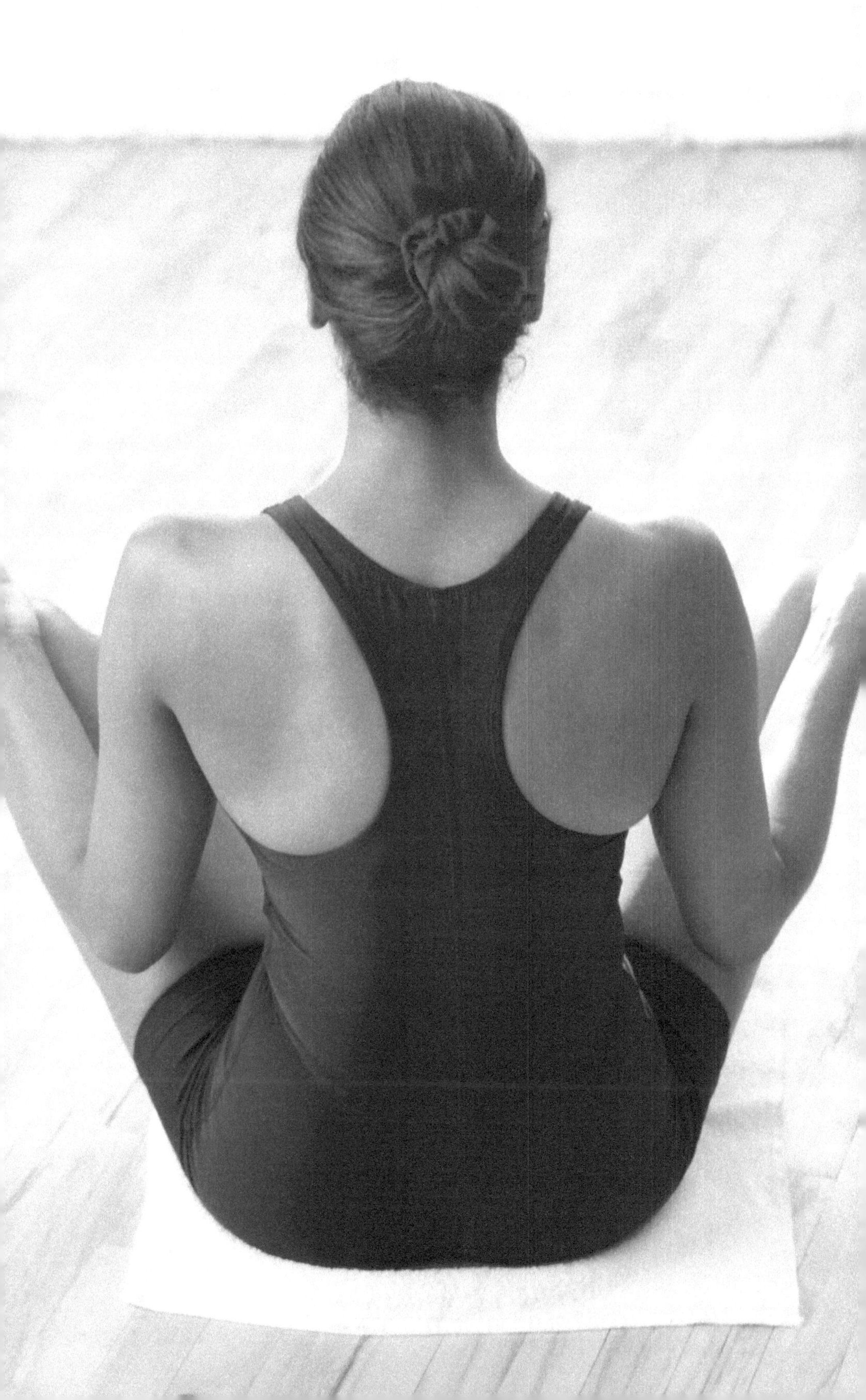

REIKI

¿Qué es el Reiki?

El Reiki trata del manejo y envío de la energía para la curación de la mente, el cuerpo y las emociones. Sin dudas, es muy amplio el fenómeno Reiki, y no se agota en esta sencilla definición. Mediante el mismo, podemos adentrarnos en el conocimiento de:

• la enfermedad en el cuerpo.
• la sanación energética.
• el significado de la palabra Reiki y su historia.

Existen muchas modalidades del Reiki:

• el Reiki tradicional.
• el Reiki redescubierto.
• el Neo Reiki.

El Reiki también tiene ditintos símbolos:

• sellos.
• joyas.
• dijes.
• sellos manuales.

Para comenzar diremos: los sellos Reiki no son medicamentos ni remedios. Son instrumentos de apoyo para que el sanador maneje eficazmente diversas formas de energía. Cuando se inicia el aprendizaje del Reiki, lo más común es usar los sellos aplicándolos para curar y apoyar a los familiares, amigos y mascotas del sanador.

Posteriormente el sanador amplía su campo de acción y los emplea con cualquier persona, animal, planta, objeto y lugar. Algunas de las aplicaciones más comunes son:

- incrementar la potencia de los alimentos y medicamentos de cualquier naturaleza.
- purificar, energizar y programar cristales de cuarzo, piedras preciosas y semi preciosas, para que con ellas se lleven a cabo múltiples aplicaciones.
- abrir el llamado "tercer ojo" de las personas y hacer más poderosa su visión.
- abrir los chakras, equilibrarlos y facilitar el flujo normal de la energía a través de ellos, para lograr el bienestar de los pacientes.
- prevenir accidentes en los lugares de alto riesgo de las carreteras, calles, fábricas, oficinas, comercios, edificios y casas habitación.

También, otros usos pueden ser:

- prevenir y resolver congestionamientos de tráfico.
- eliminar los efectos nocivos de las geopatías (persistencia de lugares patológicos, donde siempre ocurren cosas negativas) en las personas, actividades y lugares.
- eliminar, o aminorar para ser más exactos, los efectos de las radiaciones nocivas, en las personas, actividades y lugares.

- desintegrar las "malas vibras" en las personas, objetos y lugares, eliminando sus efectos indeseables.
- limpiar y purificar personas y lugares, erradicando las energías negativas.

Recomendaciones para el uso de los sellos

Antes de emplear los sellos Reiki para sanar con la mente, es necesario tomar en consideración que no son medicamentos ni remedios.

Modalidades del Reiki.

El Reiki tradicional

Esta técnica terapéutica es originaria de la India. En el Tibet le hicieron ligeras variaciones de forma, que no modifican el concepto original, por lo que podemos considerar que ambas escuelas forman el llamado Reiki tradicional. No se conoce la fecha precisa en la que surgió el Reiki. Se sabe que corresponde a la milenaria cultura de la lengua –ahora muerta– llamada Sánscrito y que en esos tiempos, el Reiki era fácilmente accesible para toda la población, pues no se cobraba por su enseñanza, ni por los tratamientos de curación y apoyo. Tenía el noble propósito de servir a la comunidad.

La enseñanza era oral y no se conocen documentos antiguos que describan esta disciplina. Esto propició que con el tiempo el Reiki desapareciera casi por completo.

El Reiki redescubierto

La historia del Reiki está signada por tres personajes fundamentales:

- Mikao Usui.
- Chujiro Hayashi.
- Hawayo Takata.

Mikao Usui fue el redescubridor del método Reiki. Era un ser realmente adelantado para la época (vivió entre 1865 y1926). Volcado a la espiritualidad, y a la búsqueda constante de la superación, de la propia iniciativa, la flexibilidad, y el servicio, estudió metafísica, religión y psicología. Así como también se convirtió en un viajero errante por el mundo.

Formaba parte de un grupo de personas con las cuales trabajaba su interior para poder evolucionar, a través del cambio de conciencia. Practicó Kiko, una técnica muy similar al Chi-Kung. Fue una persona totalmente desestructurada e intuitiva, por lo cual hoy en día es difícil precisar un método único, ya que por su clara percepción él daba a las personas lo que creía que podían necesitar a nivel energético.

A comienzos de 1922 , en una de sus tantas meditaciones, pudo conectarse con eso que él tanto deseaba, sintiendo en su cabeza una poderosa Luz, que era la energía Reiki. Esta energía permitió aún más la expansión de su conciencia y el redescubrimiento del método.

Por su parte, Chujiro Hayashi fue uno de los discípulos de Usui. No era muy aceptado dentro de la sociedad fundada por su maestro, por el hecho de ser metodista, es decir que no profesaba el budismo. Igualmente, para Occidente, es uno de los grandes pilares de Reiki, porque gracias a él, Reiki pudo ser conocido y no quedar encapsulado sólo en Oriente. Creó una clínica que funcionó hasta mediados de 1940, donde conoció a Hawayo Takata, que fue quien introdujo el Reiki en América.

Esta mujer, tercer personaje en esta historia, fue la encargada de modificar algunos aspectos que podemos encontrar en algunos libros de Reiki, ya que la única manera de que en Occidente aceptaran algo tan oriental era cambiando ciertos detalles. Por ejemplo, la estructuración del sistema. La señora Takata vivió hasta el año 1980, y hoy en día su nieta y varios maestros siguen difundiendo, con dedicación, Reiki por el mundo.

En los últimos años del siglo XIX, Mikao Usui, como dijimos, sacerdote o monje cristiano originario de la ciudad de Kyoto, Japón, lo redescubrió al Reiki, y debido a ello, se emplean en esta técnica algunos vocablos del idioma japonés.

Se dice que Usui, desconsolado por el sufrimiento que padecen las personas cuando se enferman, se propuso encontrar un método de curación sencillo, tal como el que emplearon el Buda y Cristo al imponer sus manos sobre los enfermos.

Se retiró a ayunar y meditar a una montaña sagrada llamada Koriyama. A los 21 días, percibió una bola de fuego que se le abalanzó y no obstante que podía haber sido destruido por ella, la enfrentó. El proyectil lo impactó en el "tercer ojo", y lo derribó, haciendo que se desmayara. Al recobrar el conocimiento observó "millones y millones de esferas con todos los colores del arco iris". Entonces concibió los símbolos Reiki detalladamente y la manera de utilizarlos para curar.

El método había sido redescubierto con toda precisión.

El Nuevo Reiki o Neo Reiki

La experiencia demuestra que si se enseña a curar por medio de la mente a 100 personas, transcurrido algún tiempo y después de que han adquirido algo de práctica, se tendrán 100 maneras diferentes de emplear el método que originalmente aprendieron. Cada quien le dará una variante, unas veces intensa y otras discreta, pero surgirán modificaciones.

El Reiki no es la excepción a esta regla, a pesar de los rituales y juramentos que se exigen a los aprendices para no modificarlo, ni revelar los símbolos y "secretos".

Neo Reiki es el nombre que le estamos dando a las múltiples corrientes que están surgiendo para democratizar, volver a humanizar, mejorar y ampliar el Sistema Usui-Tibetano.

Las iniciaciones Reiki

Al avanzar nuestra edad, se producen bloqueos internos que dificultan la circulación fluida del Rei –la energía del universo–, a través de nosotros. Si el sanador no tiene abiertos sus canales internos para que circule la energía Rei a través de él, corre el riesgo de usar su propia energía vital, Ki, para curar, y en ese caso podría descargarse.

En base a lo expuesto, el Sistema Usui creó un ritual secreto llamado "alineación de los canales", para abrir los conductos energéticos de los aprendices. Este se lleva a cabo al estudiar el primer nivel o en cada uno de los tres niveles del aprendizaje.

Con este ritual secreto, los aprendices son considerados "iniciados".

Algunos autores señalan que se han observado a docenas de usuarios de los sellos Reiki, que trabajan con ellos sin que se les hayan alineado los canales. Cuando están sanos mental, emocional y físicamente, no puede apreciarse que sufran ninguna descarga de su energía vital cuando curan.

Algunas veces, se detectan con el péndulo disminuciones ligeras de la energía vital del sanador después de que se ha dado un tratamiento. En estos casos, antes de que transcurran 30 minutos, se recupera el nivel que se tenía antes del proceso de curación.

Una gran noticia para quienes desean practicar el Reiki es la siguiente: para que la energía del universo circule libremente a través de nuestros canales internos, no es necesario someternos a ninguna iniciación esotérica.

Recomendamos hacer uso de métodos efectivos para abrir los canales energéticos, empleando entre otros probados y comprobados durante muchos años, aquellos que tienen relación con:

- la desintoxicación.
- la purificación.
- la respiración.
- la meditación.

La salud y la enfermedad

Los desequilibrios energéticos internos causan la pérdida de la salud en sus aspectos físico, mental y emocional. La sanación energética es una idea fundamental en esto: el Reiki forma parte de las técnicas que usan la energía para curar. Es una de las técnicas más sencillas y eficaces de uso de la energía para curaciones.

Con el empleo del Reiki, las condiciones negativas se convierten en positivas.

Reiki es un concepto formado por dos vocablos japoneses, Rei y Ki, que se refieren a dos formas de energía que son fundamentales.

Rei significa energía del universo. Todos los seres estamos conectados a esta forma de energía. Cuando fluye libremente a través de nosotros, produce salud y bienestar.

Ki es la otra raíz de la palabra Reiki. Ki es la energía vital que circula dentro del organismo de los seres vivos. Esta energía y la calidad de la misma difieren de un ser a otro.

La Acupuntura china, que tiene más de 5.000 años, denomina Chi a la energía vital que circula por el organismo. La Acupuntura japonesa con 3.000 años de antigüedad la llama Ki y el Hinduismo la denomina Prana.

Todos los seres vivos tenemos Ki. El Ki requerido por una víscera o un órgano depende de la estructura y densidad de este. Si el Ki deja de circular totalmente en un organismo vivo, la vida se interrumpe.

El objetivo básico de un tratamiento Reiki es integrar e interactuar en forma armoniosa el Rei, la energía del universo, con el Ki, la energía vital interna de los seres vivos:

- en las personas.
- en los animales.
- en las plantas.

Todo, para el restablecimiento de su salud.

En las personas, para la modificación de sus conductas, hábitos y actitudes. El Reiki es un sistema de comunicación.

El sanador

Esta persona:

- realiza su función curativa empleando su energía mental.
- es el conducto por donde circula la energía Rei.
- será el transmisor de esta forma de energía curativa al paciente.

El paciente

- es el receptor o destinatario de la energía curativa Rei que le envía el transmisor.
- es quien se cura a sí mismo, con el poderoso apoyo de la energía del universo.

El efecto final de la recepción de la energía Rei en el paciente es que facilita que este haga circular fluidamente su propio Ki, con la cantidad y calidad necesarias para que pueda vivir saludablemente.

Así, el paciente logra la reconexión con la Energía Maestra del Universo, y consecuentemente se originan procesos de revitalización física, mental y emocional, que dan lugar a un estado de bienestar general y de salud.

El desequilibrio de la energía vital

Así como el agotamiento que producen las enfermedades puede disminuir notablemente la energía vital de los enfermos, también las características de muchos de los padecimientos hacen que la energía vital sea excesiva. Todas las técnicas de medicina energética parten del concepto de que el padecimiento se presenta cuando la energía interna del paciente está en estado de desequilibrio, ya sea por exceso o insuficiencia.

Por lo tanto, antes de iniciar un tratamiento, es indispensable medir o detectar el nivel de la energía vital de los pacientes. Siempre que se hace el diagnóstico a una persona que está enferma, se encuentra que el nivel de su energía interna está disminuido o incrementado. Nunca en estado de equilibrio.

Otras condiciones indeseables que suelen presentarse son bloqueos a la circulación de la energía en un organismo, los cuales alteran el flujo de su energía vital.

Para recuperar la salud, en los casos de insuficiencia, es necesario aumentar el nivel de energía. En otras ocasiones la energía interna es excesiva. En más del 90% de las enfermedades, los canales de energía y los órganos y vísceras a los que están conectados contienen energía de sobra.

En esas situaciones, deberá extraerse energía para restablecer el equilibrio interno y consecuentemente recuperar la salud. Quienes practican la Acupuntura llaman a este tratamiento sedación.

En los casos de bloqueos a la circulación, para la recuperación de la salud es necesario eliminar la barrera, que produce exceso de energía en algunas partes del cuerpo y deficiencia en otras, con los trastornos correspondientes.

La concepción de la Jin Kei Do

Características y beneficios de Reiki Jin Kei Do / Buddho Enersense.

Reiki Jin Kei Do y Buddho Enersense son dos sistemas de sanación de la misma línea. Reiki Jin Kei Do es el nivel inicial y Buddho Enersense es el nivel avanzado. Por lo tanto al recibir Buddho Enersense estamos también recibiendo Reiki Jin Kei Do.

Buddho Enersense es un antiguo sistema de sanación natural, antecesor del Reiki. Buddho Enersense tiene estas características:

- nos puede poner en un nuevo nivel ante la vida.

- está basado en profundas meditaciones energéticas.

- eleva nuestro ser más allá de lo físico para tomar verdadero contacto con la fuente de energía universal. Sólo nuestro corazón nos indicará cuál es nuestro momento.

- es la semilla de la iluminación. El potencial para la iluminación se encuentra dentro de nosotros como una semilla.

- nos ayuda a realizar este potencial a través de un desarrollo gradual y sistemático de nuestras mentes.

- igual que una semilla plantada en tierra fértil, regada, fertilizada, protegida y cuidada con dedicación, crecerá y se transformará en una planta saludable.

- es la semilla de la iluminación que se encuentra en nuestro interior para ser desarrollada y realizada.

- Buddho proviene de los métodos de sanación antiguos del Tibet y de la India.

- utiliza técnicas especiales de meditación en ciclos para los que se utilizan 2 símbolos sagrados sánscritos y 3 símbolos tibetanos.

- permite conocer la meditación que realizó el Dr. Usui en el Monte Kurama.

- incorpora métodos de respiración y ejercicios de meditación en movimiento, llamados CHI NADI.

- es la energía de la iluminación, que es única.

- con él se aprenden los yantras y mantras originales de los símbolos de Reiki.

- también, ejercicios de respiración para mantener la percepción alerta.

- incorpora meditación Buddho que se continúa con nuevos ciclos y la técnica de tratamiento formando triángulos de energía sobre 42 puntos especiales, enseñada y practicada.

- amplía al máximo el potencial energético del maestro, tanto para sus clases como para sus sesiones.

- incluye técnicas propias y la forma de sintonizar en todos los niveles.

- brinda herramientas para alcanzar aquellas metas que por diversos motivos han quedado postergadas.

- permite vivenciar una forma nueva de focalizar la energía vital en torno al propio crecimiento personal.

Las sesiones se realizan así:

- con la persona acostada en una camilla (si por algún motivo no puede estar acostada, puede estar sentada en una silla).

- se colocan las manos en distintas posiciones cerca y/o sobre el cuerpo.

- la duración de las sesiones suele ser de entre 45 minutos y una hora y media.

- puede utilizarse con todo tipo de personas y condiciones.

Beneficios más frecuentes de Buddho Enersense:

- brinda paz y tranquilidad.

- alivia dolores de todo tipo, sin efectos secundarios. Muchas veces soluciona dolores que las terapias convencionales no han podido solucionar.

- colabora con el natural proceso de curación del organismo.

- trabaja simultáneamente a nivel físico, mental, emocional.

- trabaja ordenadamente, ayudando primero en aquellas áreas o problemas de la persona que necesitan ayuda con prioridad.

- fortalece el sistema inmunitario.

- acorta los tiempos de curación.

- reduce los efectos secundarios de los medicamentos.

- reduce la tensión y facilita el sueño.

- brinda energía extra, que el organismo y la persona pueden usar para su mayor beneficio.

- es una manera segura, simple y económica de ocuparnos de nuestra salud.

- brinda bienestar y equilibrio emocional.

- destraba energías físicas, mentales o emocionales, para el mayor beneficio de la persona, participando del reestablecimiento en el equilibrio de los chakras.

- no es necesario creer ni tener fe.

- puede beneficiarse cualquier persona que desee mejorar su salud de manera segura, simple y natural.

- el número de sesiones necesarias para obtener resultados depende de la persona y de la situación. Algunas personas responden más rápida o intensamente que otras.

- casi siempre es suficiente una sesión para que la persona se dé cuenta de si quiere tomar más. Es clásico realizar tres o cuatro sesiones consecutivas, para quienes nunca han recibido Reiki o Buddho. Luego, dependiendo de la situación, la necesidad de la persona y la respuesta al tratamiento, se evalúa conjuntamente si puede ser benéfico recibir más sesiones.

- los resultados son siempre positivos y no pocas veces sorprendentes. No puede saberse de antemano cuánto bien puede hacer recibir un tratamiento, pero de acuerdo con la experiencia, para muchos problemas de salud, Reiki / Buddho brindan una solución o alivio eficaz, sin riesgos, simple, rápido, y muy agradable (las sesiones son casi siempre muy agradables para quien las recibe).

Por su parte el Jin Kei Do:

- nos transporta a los orígenes de Reiki.

- nos revela los pasos que dio Usui antes de recibir su iluminación en el Monte Kurama.

- nos revela cuáles fueron las investigaciones que él realizó para llegar a crear este maravilloso sistema de armonización natural.

Jin Kei Do I

- es la práctica de Reiki con compasión y sabiduría como parte de la propia existencia diaria.

- se trata de aprender tratamientos con movimientos de las manos, de contracción y expansión que trabajan sobre el AURA.

- consiste en conocer los puntos donde se concentra la energía en nuestro cuerpo y también los canales por donde circula.

- provee las llaves para incorporar la meditación a nuestra vida.

- nos da una mayor conciencia y percepción de la energía.

- también, un modelo de chequeo mental para que podamos evaluar cómo progresan nuestras meditaciones, y para poder observar nuestra mente durante el día, con el objetivo de desprendernos de los pensamientos destructivos.

- nos ayuda a comprender la relación cuerpo - mente, entendiendo la verdadera realidad de nosotros mismos y del universo como un todo, descubriendo que todos somos uno en el nivel de la energía universal.

- nos ayuda a perder el egocentrismo, desarrollando de esa manera la compasión universal y la verdadera sabiduría.

Jin Kei Do es, en cuanto a su filosofía:

- apreciar el milagro de la vida.
- ir un paso más cerca de las raíces del método Reiki.

Si el aprendizaje de este apasionante mundo fue lo que nos ha motivado a conocer Jin Kei Do, nuestro deseo posterior puede ser transmitido a otros. Por eso, existen aprendizajes posteriores, más profundos, como la Maestría Jin Kei Do. Allí se hace un análisis profundo del llamado Símbolo Maestro, tomando contacto con una revolucionaria manera de vivenciar la energía. Se pueden aprender las sintonizaciones respectivas a Jin Kei Do I, Jin Kei Do II y Maestría Jin Kei Do, cuáles son sus mecanismos y cómo funcionan en verdad. El aprendizaje incorpora el chequeo mental y una hoja de trabajo. Se puede aprender un tratamiento de los chakras exclusivo para maestros, también un autotratamiento diferente y una meditación renovadora y profundizar en la activación de los chakras y canales, y también en la transmisión de energía. Una Maestría Jin Kei Do: permite enseñar todos los niveles de Jin Kei Do, de acuerdo al linaje oriental de Seiji Takamori. Cada nivel tiene su propia sintonización. Es para el Maestro una de las formas más energéticas de activar Reiki.

Todo esto, para aquel que desea profundizar en esta disciplina y este conocimiento, permite conocer el auténtico camino de vida para desarrollar la compasión, y para luego difundirlo y compartirlo con los demás.

ACUPUNTURA

¿Qué es la acupuntura?

La acupuntura es una técnica fundamental dentro del sistema médico chino. Mediante la inserción de agujas en precisos puntos anatómicos del cuerpo, favorece el equilibrio del sistema energético-vital, aliviando ciertos síntomas asociados con muchas enfermedades, se cree que los puntos anatómicos (puntos de la acupuntura) tienen ciertas propiedades eléctricas, las cuales afectan a los neurotransmisores químicos del cuerpo.

Dichos puntos se encuentran situados en una serie de canales o meridianos: existen doce meridianos básicos, correspondientes a los cinco órganos y cinco vísceras fundamentales, a través de los cuales se distribuye la energía vital (o Chi) por todo el cuerpo.

Cada uno de estos puntos se punza para lograr un resultado determinado. La punción puede tener tres fines:

- Volver al equilibrio el flujo vital desequilibrado.
- Estimular el flujo vital.
- Sedar el flujo vital.

Los puntos más importantes, aquellos que regulan el fondo energético, se hallan situados de codos a dedos (en los antebrazos) y de rodillas a pies (en la pierna).

Para la medicina tradicional china tanto los órganos (que son de naturaleza ying) como las entrañas o vísceras (de condición yang) tienen funciones asociadas mucho más amplias que las otorgadas en occidente. Funciones que van desde su estructura más fisiológica a la más profunda o emocional; a modo de ejemplo: el corazón, órgano ying, regula el flujo y el ritmo sanguíneo, la sangre y los vasos. Pero, además, controla el pensamiento, el habla, la memoria, la calidad del sueño y la alegría y se refleja en la lengua, por lo que, en ocasiones, para tratar a un paciente cardíaco es necesario trabajar sobre la lengua del mismo. Esto permite, claro, dejar de lado las costosas operaciones que nos propone la medicina occidental, que utiliza mayormente técnicas invasivas.

¿Cómo se siente la acupuntura?

La acupuntura, generalmente, se realiza con agujas metálicas, sólidas y delgadas como del tamaño de un cabello. La gran mayoría de los pacientes siente un dolor mínimo en el momento de inserción de la aguja –otros, ni siquiera eso– incluso muchos pacientes expresan que, al final de la sesión de acupuntura, se sienten relajados y fuertes.

Además de las agujas, la acupuntura utiliza otras formas de estimulación. Entre ellas podemos mencionar las siguientes:
• Calor
• Presión (acupresión)
• Fricción
• Succión
• Impulsos de energía electromagnética

¿Cómo funciona la acupuntura?

Al igual que otras técnicas de la medicina china tradicional, la acupuntura se basa en la idea de que la armonía interna es esencial para tener una buena salud.

El concepto del Chi o energía vital es básico en los tratamientos de acupuntura. Esta poderosa energía se extiende y fluye causando cambios en la mente, el cuerpo y el espíritu de cada ser humano.

El Chi circula a través del cuerpo por doce canales invisibles llamados meridianos. Los cuales forman la red de la vida. Un Chi balanceado y fluyendo con libertad genera buena salud, mientras que un Chi estancado, bloqueado o sobreestimulado causa enfermedades.

Los acupuntores tratan de promover una circulación adecuada del Chi a través de la manipulación de los pasajes o entradas del Chi, los cuales se encuentran debajo de la piel. Esta manipulación se logra insertando agujas delgadísimas en estos puntos (conocidos como acupuntos). La estimulación que resulta permite a la persona alcanzar la armonía interna y, cuando ella aparece, desaparecen las enfermedades y las dolencias. Todo esto está profundamente relacionado con la correcta circulación energética en los chakras.

¿Para qué sirve?

La acupuntura es una terapia global, es decir, una terapia que sirve para tratar diversos tipos de enfermedades y dolencias.

La acupuntura se utiliza generalmente para aliviar dolores, pero sus aplicaciones terapéuticas se han ampliado gradualmente. En la actualidad, la acupuntura se utiliza ampliamente en el tratamiento de adicciones, en tratamientos contra el exceso de peso y también para acelerar la recuperación del paciente después de una cirugía o de un derrame cerebral. Pero la lista de dolencias que pueden ser tratadas con la acupuntura es muy amplia y, más importante, crece a medida que la investigación continúa. Mencionaremos, en la siguiente lista, algunas de las enfermedades y dolencias que hoy son tratadas por medio de la acupuntura. Muchas de ellas están vinculadas a los desequilibrios en los chakras:

Falta de hambre / Hemorroides / Indigestión / Dolores crónicos / Insomnio / Asma / Lesiones musculares / Depresión / Bursitis / Dolor de muela / Fatiga crónica / Náuseas / Dolor de cabeza / Artritis / Resfríos / Dolor de espalda / Gota / Sinusitis / Dolor de garganta / Estrés / Tendinitis / Dolor de oído

Como la meta de la acupuntura es ayudar al organismo en su proceso de autosanación, es de gran ayuda para mantener y mejorar la salud, ya que los acupuntores pueden detectar y ajustar los pequeños desbalances de energía antes de que lleguen a generar una enfermedad seria.

¿Cómo es el tratamiento?

Para evaluar las necesidades del paciente, el acupuntor inicia la sesión con un extenso interrogatorio al paciente. Éste será amplio, mucho más extenso que el que realizan habitualmente los médicos occidentales. El acupuntor preguntará por las horas de sueño, por la alimentación habitual e, incluso, hasta por los ingresos económicos del paciente (en el "Nei King" se justifica esta curiosidad explicando que si el paciente es rico y su comida abundante es difícil que su energía defensiva pueda estar debilitada).

Después procederá al examen físico del paciente, tomándole el pulso, mirándole la lengua y haciéndole diversas preguntas acerca de su estado de salud, alimentación y estilo de vida. El acupuntor necesitará saber si debe tratar con una persona sedentaria o con alguien que realiza ejercicio físico, si su paciente se alimenta de manera correcta o si lo hace de manera desordenada.

El examen físico incluirá el estudio del pulso radial, en el que el médico chino distingue hasta doce diferentes tipos de pulsación: seis en cada muñeca, que se dividen en superficiales, profundas y medias.

Cada una de ellas proporciona indicaciones precisas sobre el estado de cada órgano. Tras este examen, el acupuntor hace tenderse al paciente y, de acuerdo con los datos del pulso, busca en los meridianos correspondientes los puntos de mayor resistencia, que es donde sitúa las agujas. En este momento se inicia el tratamiento propiamente dicho.

Mientras éste dure, el acupuntor insertará agujas en la piel del paciente. Las agujas penetrarán solamente unos milímetros en las áreas de piel delgada y más profundamente en zonas donde la piel es más gruesa.

El número de agujas que se utilizan, su tamaño, su forma y la profundidad a la que se clavan depende del efecto que quiera conseguirse. La rotación que el acupuntor les da en el momento de su inserción puede hacer que el efecto sea sedante o bien que aumente la energía del punto.

El procedimiento de la acupuntura no causa dolor (o causa, a lo sumo, un dolor ínfimo, como mencionamos anteriormente), aunque algunos pacientes sienten adormecimientos o ligeros cosquilleos en las áreas tratadas.

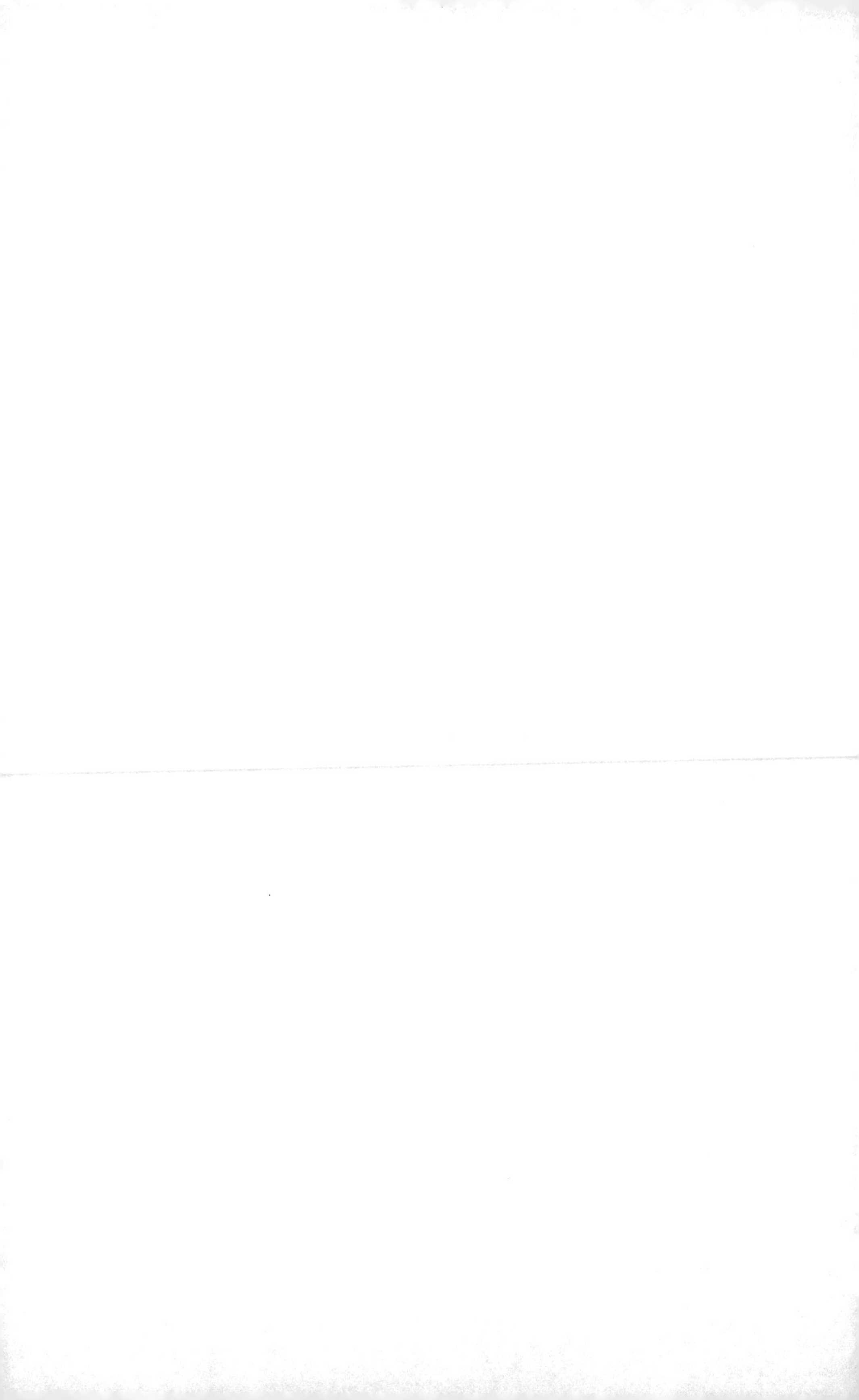